MÉMOIRE

SUR LES CAUSES DE LA

FIÈVRE JAUNE

LE CONCOURS SIMULTANÉ DE TROIS CAUSES

EST NÉCESSAIRE

AU DEVELOPPEMENT DE LA FIÈVRE JAUNE

OU

RÉSULTAT D'OBSERVATIONS FAITES DANS LES PORTS DE MER
DES ÉTATS-UNIS DE L'AMÉRIQUE DU NORD,

PAR

ANDRÉ-MICHAUX,

CHEVALIER DE LA LÉGION-D'HONNEUR, MEMBRE CORRESPONDANT DE L'INSTITUT
POUR L'ACADÉMIE DÉS SCIENCES, MEMBRE DE LA SOCIÉTÉ PHILOSOPHIQUE
AMÉRICAINE DE PHILADELPHIE, DE LA SOCIÉTÉ NATIONALE ET CENTRALE
D'AGRICULTURE, ETC., ETC.

PRIX : 1 FRANC.

PARIS

CHEZ BAILLIÈRE, LIBRAIRE,

Rue de l'École de Médecine, 33.

1852

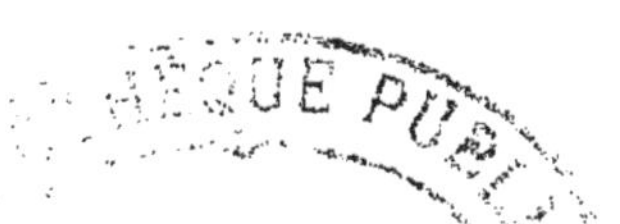

FIÈVRE JAUNE.

Ayant l'intention d'aller exercer la médecine et accessoirement la chirurgie dans les colonies, je suivais depuis plusieurs années les cours de médecine clinique faits à l'hôpital de la Charité par le docteur Corvisart, depuis médecin de S. M. l'Empereur Napoléon, et ceux du célèbre Désault, chirurgien en chef de l'Hôtel-Dieu de

Paris, lorsque des circonstances imprévues changèrent mes projets et me les firent entièrement abandonner.

Étant très-jeune encore, j'avais accompagné mon père aux États-Unis de l'Amérique du nord, où le gouvernement de Louis XVI l'avait envoyé pour reconnaître les productions naturelles de cette contrée et surtout celles qui appartiennent au règne végétal.

En 1802, époque où M. Chaptal était ministre de l'intérieur, il me chargea de visiter les mêmes régions, pour compléter les observations de mon père, mais plus particulièrement de porter mon attention sur les arbres qui composent les forêts primitives de cette partie du Nouveau Monde, située à peu près sous les mêmes latitudes que la France.

Ces forêts couvraient encore, à cette époque, le pays du nord-est au sud-ouest dans une étendue d'environ 3,000 kilom. (750 *lieues*). Ce fut à l'occasion de mes recherches que je fis des séjours plus ou moins prolongés dans toutes les villes situées sur le littoral de l'Océan, à partir du district du Maine par le 44ᵉ de lat. N. jusqu'au cap Canavéral (*Floride orientale*) par le 20ᵉ de lat.

J'entrepris encore d'autres voyages dans une direction transversale des bords de la mer aux montagnes qui en sont éloignées de 150 à 200 kilomètres (50 à 70 *lieues*) ; de sorte que je pus acquérir une connaissance assez exacte du pays.

Les relations fréquentes que j'eus l'occasion d'avoir avec les médecins établis dans les ports de mer me mirent à même de recueillir un grand nombre de renseignements sur la fièvre jaune; ceux que je consigne dans ce mémoire sont exclusivement relatifs *aux causes* auxquelles, suivant moi, doit être attribué dans ce pays le développement de cette maladie. Je ne m'occupe en aucune façon de son traitement non plus que de la question de savoir si elle est ou non contagieuse, et est ou n'est pas endémique dans les ports de mer, où elle se déclare assez généralement tous les ans, comme à la Nouvelle-Orléans, *Louisiane*; à Savanah, *Géorgie*; à Charleston, *Caroline méridionale*. J'avoue d'ailleurs, n'avoir aucune des connaissances nécessaires pour traiter de pareilles questions sur lesquelles les médecins Américains, Français et Anglais, qui habitent le pays, ne sont pas tous d'accord.

DE LA FIÈVRE JAUNE.

Avant de faire connaître les causes qui, suivant mon opinion donnent lieu au développement de la fièvre jaune, je dois indiquer au moins d'une manière générale et comme en étant l'origine première, la situation géographique des principaux ports de mer sur cette partie des côtes de l'Océan, comprise dans les limites des Etats-Unis. Ces limites étaient à cette époque : au midi, l'embouchure de Mississipi, dans le golfe du Mexique, (30° L. N.) et au nord-est, l'Etat du Maine (44° L. N.) étendue qui est, en ligne droite, d'environ 1,500 kilomètres (330 *lieues*) et, en suivant les sinuosités des côtes de l'Océan, de plus de 4,800 kilomètres (1,200 *lieues*).

Dans l'Amérique du Nord, les cours d'eaux sont plus nombreux qu'en Europe, sur une égale étendue de pays.

Sous le rapport de la constitution géologique, la partie atlantique, comprise entre la chaîne des Monts-Alleghanys et la mer, offre une grande différence entre les Etats du nord, ceux du centre et ceux du midi ; ce qui constitue deux régions très-distinctes : La première est la plus peuplée et la plus étendue ; le sol en est plus accidenté ; les productions naturelles y sont abondantes et notamment les arbres, dont les espèces sont très-nombreuses. Bien qu'elles soient différentes de celles de l'ancien continent sous les mêmes parallèles, elles ont cependant, pour la plupart, assez de ressemblance avec les espèces européennes pour être confondues par les personnes qui n'auraient aucune connaissance botanique. Quant aux produits de l'agriculture, ils sont, à quelques exceptions près, les mêmes qu'en Europe.

La seconde région présente un aspect tout différent; sur plus de 800 kilomètres (200 *lieues*), en suivant le littoral de l'Océan, et ensuite le bord de la mer jusqu'à 100 à 200 kilomètres (40 *à* 50 *lieues*) à l'intérieur, le terrain est entièrement plane et généralement sablonneux, il est couvert dans les 19/20e de son étendue de pinières formées de *pinus australis, long leaved pine.*

Comme dans la première région, le pays est traversé perpendiculairement à la mer par de grandes rivières qui descendent des montagnes, leurs bords, au lieu d'être, comme dans les Etats de l'est et de l'ouest, praticables dans toutes les saisons, sont pendant six mois de l'année plus ou moins bourbeux et fréquemment submergés. Ces marais fangeux, *swamps,* sont couverts d'épaisses forêts composées principalement de Cyprès chauves, de Nyssa, de Chènes de diverses espèces, de Noyers aquatiques et de beaucoup d'autres sortes d'arbres. C'est dans ces marais défrichés que sont établies les rizières à la culture desquelles ne sont employés que des nègres esclaves.

Lorsque l'époque de la récolte est arrivée, ce qui a lieu au mois de septembre, on retire les eaux, les nègres entrent dans ces marais et coupent le riz à la faucille. Les blancs ne pourraient pas supporter, à cette époque de l'année, un pareil travail, ni une aussi forte chaleur.

C'est à cette même époque que, dans la partie basse et maritime des Etats méridionaux, mais au-delà des ports de mer, que se manifestent les fièvres intermittentes, dont la 9/10e partie de la population blanche est alors attaquée. Ces fièvres ne cessent qu'aux premières gelées qui, dans la partie basse des deux Carolines et de la Géorgie, n'ont lieu que vers le 25 novembre.

De la différence de la température sous les mêmes latitudes dans l'Amérique septentrionale et en Europe.

Pour bien faire apprécier cette différence, je vais citer quelques exemples : Québec, dans le Canada, et Paris sont à peu près sous la même latitude. Dans la première de ces villes, les chaleurs de l'été sont quelquefois plus fortes, à ce point qu'on y cultive même les melons en pleine terre ; mais, en hiver, les froids sont extrêmement rigoureux ; et tous les ans, dans cette saison, la neige tombe en assez grande quantité pour qu'on aille en traîneau pendant deux ou trois mois.

Les eaux du fleuve Saint-Laurent gèlent tous les ans, et la glace a près de *un* mètre d'épaisseur. Le thermomètre descend à 20 et 25 degrés R. A Paris, au contraire, il est assez rare qu'il tombe à 10° R., ce qui n'arrive tout au plus qu'une année sur *quatre* ou *cinq*, et quelquefois la terre n'est couverte de neige que pendant trois ou quatre jours.

Boston et Toulon sont à peu près sous la même latitude (42° de latitude N.). Dans la première de ces deux villes, la neige couvre en hiver la terre pendant cinq ou six semaines, et l'on y va en traîneau pendant tout ce temps, tandis qu'à Toulon les orangers croissent en pleine terre. Philadelphie est sous le même parallèle que Lisbonne (38° de latitude N.). En hiver, j'ai traversé à pied devant cette ville la rivière Delaware, qui, à cet endroit, a environ deux kilomètres de largeur (*une demi-lieue*). A Lisbonne les orangers donnent d'excellents fruits.

New-York et Barcelonne sont aussi à peu près sous la même latitude. Tous les ans les froids sont très-rigoureux à New-York, il y gèle quelquefois à 20 et 22 degrés, mais en été les chaleurs y sont aussi fortes qu'à Barcelonne.

A Charleston, dans la *Caroline méridionale*, à Savanah

en *Géorgie* et à la Nouvelle-Orléans, *Louisiane*, situées entre les 30e et 33e degrés de latitude, les orangers ne peuvent croître en pleine terre à quelques lieues de ces villes, tandis qu'en été les chaleurs sont aussi fortes qu'à Saint-Domingue.

Le court exposé que je viens de faire de la constitution géologique de cette partie des Etats-Unis et de la différence remarquable de température en hiver sous les mêmes latitudes en Europe et dans l'Amérique du nord fait voir, sous le premier rapport, que les Etats-Unis sont, quant au sol, partagés en deux parties très-distinctes et que, sous le second, sous les mêmes parallèles, en été, les chaleurs sont à peu de chose près aussi grandes; mais la température hibernale est si différente que, pour trouver dans cette saison en Europe un froid aussi rigoureux, il faut s'élever à 12 et 14 degrés en latitude plus haut vers le nord.

C'est le résultat de ces observations qui 'm'a conduit à établir mon opinion sur les causes qui, dans les ports de mer des Etats-Unis, donnent lieu au printemps, en été et en automne, au développement de la fièvre jaune. Ces causes, dont le concours simultané est suivant moi indispensable à sa manifestation et sans lequel elle n'aurait pas lieu, sont au nombre de trois.

Les deux premières peuvent être considérées comme causes prédisposantes et la troisième comme cause efficiente.

Première Cause. Agglomération de maisons d'habitation *contiguës*, constituant une ville dont la population ne soit pas au-dessous de 1,500 habitants;

Deuxième Cause. Que cette ville soit bâtie *sur le rivage de la mer ou immédiatement sur le bord de l'un des fleuves qui s'y jettent et où le flux et le reflux se fassent sensiblement sentir.*

Troisième Cause. Une chaleur arrivée à un haut point d'élévation, persistant pendant un temps assez long, et *non interrompue* par un abaissement subit de température.

Examen de la première cause. Comme je l'ai dit précédemment, les principaux ports de mer des Etats-Unis et ceux du second ordre, quant à leur population et à leur importance commerciale, se trouvent répartis sur les côtes de l'Océan et de ses principaux fleuves tributaires sur une étendue géographique de 14 degrés de latitude, 1,400 kilomètres (350 *lieues*), en ligne droite, ou encore 4,800 kilomètres (1,200 *lieues*) en suivant les sinuosités des côtes de l'Océan, à partir de la Nouvelle-Orléans jusqu'à Boston, État de Massachussets.

La population de ces ports de mer diffère en raison de leur situation avantageuse et de l'ancienneté de leur fondation : ainsi à Philadelphie et à New-York, elle approche de deux cent mille âmes ; à Baltimore et à Boston, de 90 à 100 mille ; à Charleston, à Savanah et à la Nouvelle-Orléans, de 30 à 40 mille. Pour celle des ports de mer situés intermédiairement, elle est de 5, 10 et 15 mille.

J'ai indiqué pour première cause principale une population assez nombreuse et compacte ; *mais qui, seule et sans les deux autres causes ne donnerait pas lieu à la manifestation de la maladie.*

Première exception. Sur l'étendue de côtes qui sépare la Nouvelle-Orléans de New-York, et qui est d'environ 4,000 kilomètres (1,000 *lieues*) en suivant les sinuosités des côtes de l'Océan, il existe, à l'embouchure des rivières qui se rendent à la mer, un certain nombre de maisons d'habitation non réunies ; elles peuvent être considérées comme le noyau d'une ville nouvelle qui, plus tard par son agrandissement successif et par l'augmentation du commerce, formera un nouveau port de mer. Sur ces points intermédiaires, il ne se trouve encore que depuis 50 jusqu'à 150 maisons ; mais si peu nombreuses qu'elles soient, elles n'en portent pas moins le nom de villes, comme on le voit sur les cartes géographiques. Ces maisons sont rarement contiguës : elles sont presque toujours disséminées sur l'étendue du plan de la ville projetée; leur éloignement entre elles est de 25, 50 et 150 mètres. Des arbustes et de mauvaises herbes végètent entre elles, ainsi que sur le tracé des rues en projet, qui sont toutes larges et droites. Les jetées et les quais ne sont pas encore construits.

De petits bâtiments à voiles, *sloops* ou *schooners*, viennent approvisionner les trois ou quatre magasins de marchandises de toutes sortes, où les habitants des campagnes voisines se fournissent. Ces petits bâtiments remportent les produits de l'agriculture. A la marée basse, ils reposent souvent sur la vase ou sur le sable.

Deuxième exception. Dans les États du midi, sur les bords, et même près de l'embouchure des rivières qui se jettent dans l'Océan, par conséquent en-deçà du point où remonte la marée, il se trouve des habitations à riz. Des levées ou des digues empêchent l'entrée des eaux à l'intérieur. Sur ces habitations, les travaux de culture ne se font que par des nègres esclaves dont le nombre varie en raison de l'importance de l'habitation. Leurs cases sont en bois; chacune d'elles contient une famille. Elles sont le plus ordinairement bâties sur une ou plusieurs lignes parallèles et éloignées entre elles de quelques mètres. Dans ces deux cas exceptionnels, il manque la première des trois causes principales de la maladie : une population trop rare et disséminée.

Deuxième cause. La deuxième cause qui concourt à l'apparition de la fièvre jaune est la situation de la ville. Il faut que ce soit un port de mer et qu'elle soit située immédiatement sur le bord des rivières qui se jettent dans l'Océan, à quelque distance même que ce soit du littoral, pourvu, toutefois, que le flux et le reflux s'y fassent sensiblement sentir, ou encore que, par la proximité de la mer, l'eau n'y soit pas potable. Ainsi cette maladie se développe à la Nouvelle-Orléans bâtie sur les bords du Mississipi à 120 kilomètres (30 *lieues*) de son embouchure dans l'Océan et à Baltimore qui en est à 200 kilomètres (50 *lieues*).

Dans ces ports de mer du premier ordre, ainsi qu'à Savanah en Géorgie, à Charleston, à Norfolk, il est bien avéré, par une suite d'observations qui remontent à plus de 80 *ans*, que, lorsque la maladie s'y déclare, elle y reste concentrée, ainsi que dans leurs faubourgs. J'ai, à différentes époques, tant en été qu'en automne, résidé à la campagne, et pendant plusieurs mois dans les environs de New-York, de Philadelphie et de Charleston, à une distance de moins de 10 ou 12 kilomètres (2 *à* 3 *lieues*) de ces villes où régnait alors la fièvre jaune avec plus ou moins d'intensité. Les habitants des campagnes environnantes n'en furent jamais atteints. Ils étaient si persuadés que la maladie reste concentrée dans l'intérieur de la ville, qu'ils n'en avaient pas la moindre appréhension. Pendant la durée de la maladie, ils ne discontinuaient même pas d'y transporter leurs produits, mais ils n'y restaient que le temps strictement nécessaire pour en opérer la vente et ils évitaient surtout d'y coucher.

Dans les villes du midi, comme à Charleston et à Savanah, lorsque la fièvre jaune se manifeste, les habitants qui y résident n'en sortent pas même pour aller passer quelques jours à la campagne; car, à leur retour, ils courraient le risque d'en être attaqués; c'est ce dont on a eu de nombreux exemples.

Ce qui confirme cette observation, c'est que les habitants de la ville, quoique acclimatés, n'y reviennent que lorsque la maladie a entièrement disparu, s'ils s'en sont absentés pour un voyage dans les Etats du Nord, dans l'intérieur du pays, ou en Europe.

A l'appui de ce que j'avance je citerai un passage d'une lettre fort intéressante sur l'île de Cuba insérée dans le volume 3 du *Journal des Voyages*, par M. Werner, année 1819, à la date du 21 mai : « La Havane n'est pas le seul siége de ce terrible fléau. Tous les ports de mer de l'île de Cuba, sans exception, le recèlent aussi dans leur sein. J'apprends à l'instant que, sur une centain de Français envoyés à Nuevitad, il y a environ deux mois, la moitié a déjà péri.

Les naturels du pays ne sont pas aussi exempts de ce fléau qu'on le croit communément ; ce n'est qu'à la condition bien dure qu'ils parviennent à s'y soustraire ; celle de ne *jamais sortir de la ville de La Havane et des autres ports* pendant que la maladie y règne. Ceux qui s'embarquent pour le continent de l'Amérique du nord et pour l'Europe, ceux mêmes qui vont habiter les campagnes de la colonie pendant une année ou deux ne rentrent pas à cette époque sans péril dans leur domicile. Je viens de voir périr une jeune fille de dix ans, née à La Havane et élevée à quelques lieues de cette ville, qu'on avait eu l'imprudence d'y faire rentrer pour assister à une fête de famille. De pareils exemples ne sont pasrares. ‹

La Nouvelle-Orléans est située par le 30ᵉ degré ; La Havane, capitale de l'île de Cuba, est sous le 23ᵉ ou 7 degrés plus au sud que la Nouvelle-Orléans. C'est ce qui fait que la fièvre jaune ou le *Vomito Negro* s'y déclare six semaines plus tôt.

Les Européens qui, pour la première fois, débarquent dans l'un des ports de mer des Etats méridionaux à l'époque où règne cette maladie, succombent ordinairement dans la proportion d'un quart et même en plus grand nombre, surtout s'ils arrivent en octobre et au commencement de novembre, quoique la maladie ait commencé à se manifester dès le mois de juillet. La seule certitude qu'on aurait de s'en préserver serait, dès les deux ou trois premiers jours après le débarquement, d'aller habiter la campagne, ne fut-ce qu'à la distance de 6 à 8 kilomètres (2 *lieues*) et de ne venir habiter la ville qu'après les premières gelées. C'est cependant un acte de prudence que ne prennent jamais les jeunes gens qui quittent l'Allemagne, l'Angleterre et la France pour aller tenter la fortune en Amérique.

Ce que je dis ici doit en quelque sorte s'appliquer aux

équipages des vaisseaux de guerre et de commerce qui, à l'époque où règne la fièvre jaune dans les ports de mer situés surtout entre les tropiques, sont obligés d'y aborder, ce serait d'éviter autant que possible de coucher à terre pendant leur séjour.

La proportion des victimes est toujours plus grande chez les Allemands, puis chez les Anglais, et moindre parmi les Français, surtout chez ceux qui sont originaires des départements méridionaux.

Cette seconde cause de la fièvre jaune est due entièrement à la position topographique de la ville : Quoique réunie à la première elle ne suffirait cependant pas encore à son développement, si la troisième cause, *une haute température*, ne venait s'y joindre. Or, c'est l'absence de cette dernière qui fait que les ports de mer au nord-est de New-York, de Boston et de Portland n'en ont pas été atteints jusqu'à présent.

C'est pour cette même raison que la fièvre jaune ne s'est pas manifestée en France dans les ports de mer situés au-delà du 41e degré de latitude, mais bien à Barcelone dont la position géographique est assez exactement celle de New-York.

Troisième cause. Celle-ci doit être attribuée à un haut degré d'élévation de température, maintenue dans cet état pendant un certain temps et non interrompue par un de ces changements subits de l'atmosphère qui, dans l'espace de quelques heures, fait baisser le thermomètre de plusieurs degrés. L'intensité de la chaleur développe la maladie plus tôt ou plus tard dans les ports de mer et avec d'autant plus de force qu'on approche de la fin de l'été et qu'on arrive au commencement de l'automne.

Des trois causes qui déterminent l'apparition de la fièvre jaune, les deux premières peuvent être regardées, ainsi que je l'ai dit précédemment, comme prédisposantes, et la troisième comme efficiente.

On demandera avec raison quel est le degré de chaleur qui doit se produire dans les ports de mer des États méridionaux et dans ceux situés au-delà du 34e degré et jusqu'au 41e de latitude; pour que la fièvre jaune se manifeste, et qui a pour auxiliaires les deux premières causes. Je ne possède pas ce renseignement, mais ce que je puis avancer avec certitude, c'est que la chaleur doit être très-grande et surtout prolongée.

J'ai fait connaître chacune des principales causes qui fournit un des éléments de la fièvre jaune et dont la réunion simultanée est suivant moi indispensable à son développement, par conséquent une ou deux de ces causes seules, seraient insuffisantes.

C'est ce que je vais essayer de démontrer par les faits suivants, en prenant pour points de départ les principaux ports de mer de l'Union les plus au midi et en remontant vers le nord : faits qui sont applicables à ceux du second ordre, qui existent intermédiairement.

	Latitude	
Nouvelle-Orléans.	29	57
Mobile	30	»
Savanah.	52	5
Charleston (*Caroline du sud*).	52	50
Wilmington (*Caroline du nord*)	33	50
Norfolk (*Maryland*)	57	»
Baltimore (*Maryland*).	59	»
Philadelphie	59	56
New-York.	40	45
New-Haven	41	18
Boston	42	50
Portsmouth (*New-Hampshire*).	45	»

De ces douze principaux ports de mer désignés dans l'ordre de leur situation géographique en remontant du midi vers le nord, les neufs premiers réunissent, quoique à un degré différent, les trois principes de la fièvre jaune, par conséquent cette maladie peut s'y développer. Mais pour les trois derniers : Boston, Portsmouth et Portland, il manque l'une des trois causes, une grande tensité de chaleur en été, c'est pour cette raison que qu'à présent elle ne s'y est pas manifestée.

A la Nouvelle-Orléans, à Savanah et à Charleston, il est généralement reconnu qu'au printemps, en été et au commencement de l'automne, les chaleurs sont aussi fortes que dans les îles occidentales, Saint-Domingue, Cuba, etc. ; elles sont même plus pénibles à supporter, parce que, sur le continent, l'atmosphère n'est plus comme dans ces îles, rafraîchi chaque jour par la brise qui souffle régulièrement de la pleine mer.

La Nouvelle-Orléans, Mobile, Savanah et Charleston réunissent en été au plus haut degré les trois principales causes de la fièvre jaune, surtout la première de ces villes, qui a une population compacte d'environ 40,000 âmes, quoique par sa situation géographique, elle soit beaucoup plus éloignée de la mer.

A la Nouvelle-Orléans, la maladie se déclare souvent dès le mois de juin avec une grande violence, aussi y fait-elle de nombreuses victimes. Il est à remarquer que le sol sur lequel est bâtie cette ville, est si perméable, qu'en creusant, on trouve l'eau à moins d'*un* mètre de profondeur. Située sur le fleuve à environ 120 kilomètres (30 *lieues*) de la mer, elle est privée des effets bienfaisants de la brise de la mer, qui chaque jour rend, dans les Indes occidentales, les chaleurs plus supportables ; c'est à cause de cela et parce qu'elle est à deux degrés plus au sud que la maladie s'y déclare environ quinze ou vingt jours plus tôt qu'à Savanah et à Charleston.

Il est encore une autre cause qui détermine plus tôt ou plus tard l'apparition de cette maladie, c'est l'époque du renouvellement des saisons qui, en Amérique comme en Europe, avance ou retarde de dix à quinze jours. C'est pour ces diverses raisons que, dans certaines années, dans les ports de mer des Etats-Unis, la fièvre jaune s'y développe à des époques différentes ; qu'il y a accroissement ou décroissement du nombre de cas ; suspension, réapparition et même souvent absence totale de maladie au-delà du 36e degré de latitude.

Pour confirmer ce que je viens d'avancer sur la variation de l'époque de l'apparition de la maladie, j'ajouterai quelques faits qui me paraissent assez intéressants pour être rapportés ; ils sont entièrement relatifs à l'influence qu'exerce une haute ou une basse température. Ainsi, sous ce dernier rapport, il y a toujours *absence totale de fièvre jaune en hiver* dans tous les ports de mer que j'ai précédemment cités, ainsi que dans ceux du second ordre, qui se trouvent sous les mêmes limites géographiques, à partir de la Nouvelle-Orléans jusqu'à New-York, dont la température est si différente.

Le maximum du froid en hiver, et encore, pour quelques heures seulement, à la Nouvelle-Orléans, à Savanah et à Charleston, est de 4 degrés au-dessous de 0. Mais à Philadelphie et à New-York, dans cette même saison, et pendant plusieurs jours, il est de 15, 18 et 20 degrés.

Quelque violente que soit la maladie à la Nouvelle-Orléans, à Savanah, à Charleston, aucun cas nouveau ne se déclare à partir du jour où il gèle *d'un seul degré;* c'est ce qui a ordinairement lieu du 25 au 30 novembre et pour les ports de mer des Etats du centre, un mois plus tôt. Il arrive quelquefois que, dans les Etats méridionaux, la maladie ne se développe pas du tout, si l'été a offert de fréquentes alternatives d'une température modérée, dues à des orages ou à des pluies qui, à de courts intervalles, ont rafraîchi l'atmosphère.

A Baltimore, à Philadelphie et à New-York, situés 7 à 8 degrés plus au nord, les chaleurs de l'été sont le plus souvent très-supportables, c'est ce qui fait que la maladie ne s'y développe pas pendant plusieurs années de suite. C'est ici le lieu de faire connaître deux faits qui me paraissent assez remarquables, et qui viennent à l'appui de ce que j'ai rapporté de l'influence d'une haute température et de l'effet subit des premiers froids sur le développement et la cessation de cette maladie. Voici le premier : Les habitants des Etats de la Géorgie, des

deux Carolines, soit de la partie maritime, soit du haut
pays, qui s'étend jusqu'aux montagnes, éloignées de
400 kilomètres (100 *lieues*) de la mer, savent très-bien
que c'est vers la fin de novembre que surviennent les
premières gelées, époque à laquelle disparaît complète-
ment la maladie dans les villes du littoral. Ils s'empres-
sent alors de se rendre à Charleston avec de grands
chariots conduits par quatre ou six chevaux et chargés
des produits de leurs fermes. Dans l'espérance de faire
une meilleure vente ils hâtent leur voyage. C'est ce qui
fait que beaucoup d'entre eux arrivent dans les premiers
jours de novembre ; mais ils n'entrent pas dans la ville ;
ils campent au dehors dans un rayon de 3 à 4 kilomètres
(1 *lieue*), et attendent avec la plus vive impatience la
première gelée. Si elle est peu sensible, de toutes parts,
au dehors comme à l'intérieur de la ville, s'agite vive-
ment la question de savoir s'il a véritablement gelé ou
non ; de là naît l'indécision, mais si le jour suivant ou
celui d'après, il y a une gelée bien prononcée, ce qui
lève toute incertitude, il entre alors dans la ville un flot
de voitures et tout est en mouvement. Les affaires com-
merciales sont dans la plus grande activité. Cette ville
qui, quelques semaines auparavant, avait un aspect de
tristesse, et dans les rues de laquelle on ne voyait que
quelques blancs et quelques noirs cheminant lentement,
comme abattus par le chagrin d'avoir perdu quelques-
uns des leurs, moissonnés par le fléau, offre à ce moment
le tableau d'une population nombreuse, vive, animée et
joyeuse.

D'une autre part, les riches habitants, qui tous les
ans quittent, avec leur famille, les uns la campagne par
la crainte des fièvres intermittentes, les autres la ville
dans l'appréhension de la fièvre jaune, arrivent des
Etats du Nord où ils ont été passer la saison maladive,
the sickly-season.

Pendant les mois de décembre, de janvier, de février,
de mars et d'avril, la partie basse des Etats méridio-

naux et leurs ports de mer sont, à cette époque de l'année, d'une salubrité que nul autre pays ne peut surpasser.

Voici un autre fait qui vient à l'appui de celui que je viens de rapporter sur l'influence d'une haute température dans les ports de mer des Etats du centre. Je citerai Philadelphie par exemple. Cette ville est l'une des plus anciennes, la plus belle et la plus populeuse des Etats de l'Union ; elle est située, en remontant le fleuve, sur la rive gauche de la Delaware, à environ 200 kilomètres (50 *lieues*) de son embouchure dans la mer. Ses rues sont larges, toutes tirées au cordeau, également espacées et bordées de longs trottoirs garnis d'arbres. Toutes celles qui sont dans la direction du courant de la rivière, excepté celle qui la longe immédiatement, *Water-street* (rue de l'Eau), sont désignées par des numéros : ainsi, après la rue de l'Eau vient la première rue, et successivement la deuxième, la troisième, la quatrième, etc. La plus éloignée vers la campagne, à l'époque où je résidais dans cette ville, était la quinzième. Pour les rues qui coupent celle-ci transversalement, elles sont également larges et à égale distance les unes des autres ; elles ont reçu le nom d'arbres, comme ceux de *Chesnut, Walnut, Sassafras*, etc. En sorte que le plan de cette ville présente un parallélogramme assez régulier.

Lorsque, dans certaines années, les chaleurs de l'été sont très-fortes, continues et sans pluies, si la fièvre jaune se manifeste, les premiers cas ont toujours lieu dans *Water-street* qui longe immédiatement le fleuve.

Les quais, près desquels viennent se placer les vaisseaux pour charger et décharger leurs cargaisons, se trouvent exactement derrière cette rue ; les immondices des navires jetées dans la rivière, ou celles amenées de la ville par les égoûts, se trouvent mêlées à la vase que découvre la marée basse et sont exposées à l'ardeur du soleil ; les miasmes qui s'en exhalent se répandent dans l'air et sont regardés comme un des principes les plus actifs du développement de la maladie.

A ces causes s'en trouvent réunies deux autres : l'encombrement de la population ouvrière et l'accumulation d'un grand nombre de matelots dans cette même rue, où les premiers cas de fièvre jaune se manifestent toujours. Si l'atmosphère continue à être très-chaude et humide, la maladie gagne la première rue, et successivement, et, à quelques jours d'intervalle, la deuxième, la troisième, la quatrième, etc.

La marche de la maladie vers l'intérieur de la ville est toujours suspendue par une pluie qui survient et rafraîchit sensiblement l'atmosphère, surtout si cette pluie est amenée par un vent du nord et qu'elle dure plusieurs jours; mais si ce ne sont que de simples ondées, que la température ne se soit abaissée que pour un ou deux jours, que la chaleur reprenne avec la même force qu'auparavant, la maladie continue à s'étendre et à pénétrer plus avant dans l'intérieur de la ville.

A l'époque où j'étais à Philadelphie, on n'avait pas jusqu'alors observé que la fièvre jaune se fût étendue au-delà de la onzième rue; il est vrai que, sur le tracé des douzième, treizième et quatorzième, il n'y avait alors que quelques maisons; elles paraissaient même être disséminées dans la campagne.

D'après ce que j'ai rapporté de ce qui a lieu dans les ports de mer des États-Unis, à l'occasion de la marche de la maladie du midi au nord et de sa manifestation en Europe, on trouvera que son point d'arrêt a été le 41e degré, qui se trouve être assez exactement la situation géographique de New-York et de Barcelonne, points qui, dans les deux continents, sont les plus avancés vers le nord, où la fièvre jaune a existé avec une remarquable intensité. On peut donc raisonnablement conclure de cette observation qu'au-delà de ce parallèle, la fièvre jaune n'est plus à craindre, quoique dans les deux continents, beaucoup de ports de mer renferment au plus haut degré les deux causes prédisposantes. Je citerai entre autres Amsterdam où j'ai séjourné en été. En effet, cette ville a une population compacte de plus de 300,000 habitants. Elle est coupée en tous sens par de nombreux canaux qui reçoivent les eaux de la mer, et qui, au mois de juillet, époque où je m'y trouvais, étaient pour la plupart à moitié remplis d'une vase noire, bourbeuse, exhalant, le matin surtout, une odeur fétide.

Comme Batavia et la Vera-Cruz, Amsterdam serait une troisième *Necropolis* pour les étrangers qui y aborderaient pendant les six mois les plus chauds de l'année, si jamais une chaleur inaccoutumée due à une très-haute température venait à s'y produire.

Il résulte de l'exposé que je viens de faire des causes concomittentes qui, suivant moi, donnent lieu à la manifestation de la fièvre jaune : 1° que, dans les ports de mer du nouveau et de l'ancien continent situés au-delà du 42e degré de latitude, cette maladie ne serait pas à craindre à cause de leur situation géographique, et parce qu'encore, comme je l'ai dit précédemment, au-delà de ce parallèle, la chaleur n'atteint pas l'intensité nécessaire à son développement;

2° Que, pour toutes les villes, soit d'Amérique, soit de l'ancien continent situées sous quelque latitude que ce puisse être, et qui seraient seulement éloignées de 7 à 8 kilomètres (2 *lieues*) de la mer où encore, à une pareille distance du point où la marée remonte, les habitants de ces villes ne seront jamais attaqués de cette cruelle maladie. Ainsi, la France et sa capitale en seront toujours exempts.

Vauréal (près Pontoise), 1er janvier 1852.

Paris.—Typ. Beaulé et C., rue Jacques de Brosse, 19.

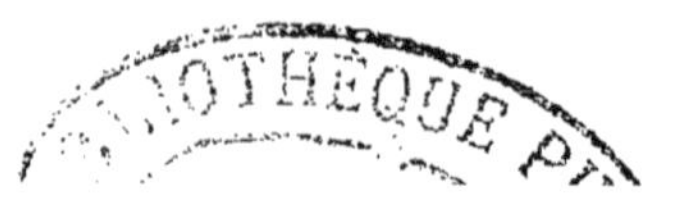

www.ingramcontent.com/pod-product-compliance
Ingram Content Group UK Ltd.
Pitfield, Milton Keynes, MK11 3LW, UK
UKHW021721130726
13696UKWH00006B/2458